INSTRUCTION

TRAITEMENT HOMŒOPATIQUE

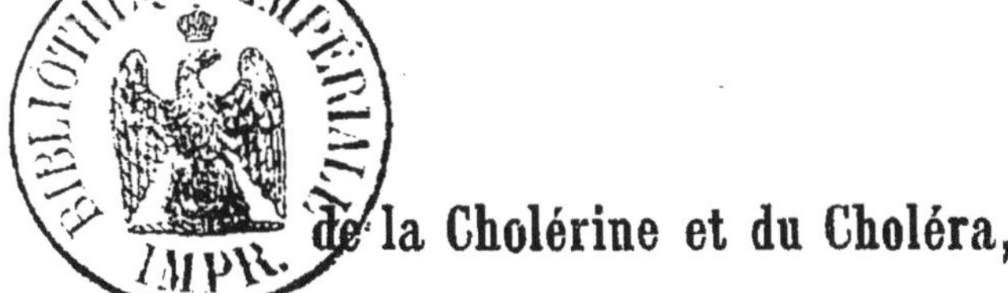

de la Cholérine et du Choléra,

INSTRUCTION

SUR LE

TRAITEMENT HOMOEOPATIQUE

de la Cholérine et du Choléra,

PAR

Le Docteur Guillou, dit Le Thière,

DOCTEUR EN MÉDECINE ET EN CHIRURGIE DE L'UNIVERSITÉ DE GIESSIEN
HESSE-DARMSTADT, MÉDECIN ET MAITRE EN PHARMACIE DES ÉCOLES DE
PARIS, MEMBRE TITULAIRE DE LA SOCIÉTÉ GALLICANE-HOMŒOPATIQUE
DE PARIS , CORRESPONDANT DES SOCIÉTÉS ET ACADÉMIES
HOMŒOPATIQUES DE TURIN, DE PALERME
ET DU BRÉSIL.

Après les fortes chaleurs que nous venons de subir, un grand nombre de personnes se sont trouvées atteintes de diarrhées ou de symptômes gastriques qui, quelquefois, dégénèrent en maladie forme cholérique ; bien que le choléra-morbus, ne soit pas à craindre pour le moment, il est cependant de la prudence et du devoir d'un médecin, de donner comme avertissement, et, comme secours, le fruit de son expérience, et le résultat de ses succès constatés tant en France (1) qu'à l'étranger (2).

Déjà, à Londres, il y a eu quelques décès *cholériques*, plusieurs cas aussi se sont manifestés à Stockholm, dans plusieurs villes de l'Espagne et en Portugal, etc.

En France, la diarrhée est en ce moment une véritable épidémie et elle prend même quelquefois des proportions dangereuses. Il est des cas où la diarrhée doit être respectée ; chez les enfants par exemple, pendant leur dentition ; mais en général il faut y apporter un prompt remède, sous peine de voir le malade descendre rapidement de la cholérine, au véritable choléra sporadique.

Je recommande de rejeter absolument l'opium, et les opiacés, dont l'ancienne médecine fait un si déplorable abus, sous prétexte de stupéfier l'organe. Ces agents débilitent les intestins et empêchent toute la réaction vitale.

Le médicament homœopathique suprême pour combattre l'épidémie actuelle est l'*Ipecacuanha* ; ce médicament est tellement

---

(1) Mairie d'Auteuil, choléra de 1849.

(2) Voir le n° 119 Gazetto populaire publiée à Gagliari.

puissant entre les mains des homœopathes, que quelques médecins de la vieille école, se sont vus obligés d'y recourir, ainsi qu'à
beaucoup d'autres médicaments, indiqués dans les ouvrages de
Hahnemann depuis plus de cinquante ans, tels que le *natrum
muriaticum*, contre la phthisie, découvert il y a quelques jours
par l'allopathie, hier seulement *nux vomica*, que l'allopathie prônait
contre la gastralgie, *aconitum napellus* contre les inflammations etc.

Vous avez encore beaucoup à prendre à Hahnemann, Messieurs
de l'allopathie.

Moyens préservatifs.

Pendant l'épidémie, la peur contribue à la propagation du choléra, et même de la diarrhée, il faut donc éviter tout ce qui peut
l'inspirer.

La plus grande propreté est nécessaire, propreté personnelle
et propreté de la demeure qu'il faut largement ventiler ; il ne faut
pas changer ses habitudes, éviter les grandes fatigues et les
brusques refroidissements.

On devra s'abstenir de fruits, d'herbages, de viandes de cochon,
de certains crustacés, les moules crues que l'on mange si volontiers

au bord de la mer, à Trouville par exemple ; de tout aliment d'une digestion difficile ou de mauvaise qualité.

Il faut se nourrir surtout de viande de bœuf, de mouton, volaille, poisson frais, céréales, pâtes, fécules.; vin étendu d'eau, et éviter l'abus des liqueurs fermentées.

Indépendamment de ces soins hygiéniques, je conseille encore comme traitement. de porter sur la peau de la région épigastrique, une plaque de cuivre de la largeur d'une pièce de cinq francs, le cuivre jaune, laiton, peut servir.

Faire dissoudre sur la langue tous les sept ou huit jours, six globules de *veratrum album* (helleborus albus), famille des cochilcacées, 30me dynamisation ou puissance.

Il est prudent de protéger les régions épigastriques et abdominales par une ceinture de flanelle.

Cholérine.

Le choléra est généralement précédé de malaises, de frissons qui se renouvellent, d'affaiblissement de fatigue dans les traits du visage, nausées, vomissements mêmes, soif, coliques et diarrhées.

Les meilleurs remèdes pour combattre ces prodrômes, sont ,

comme je l'ai dit déjà, l'*Ipecacuanha,* de trois à cinq globules, sixième dynamisation, dans une bouteille, avec huit grandes cuillerées d'eau, dont il faut prendre toutes les deux heures une petite ou une grande cuillerée, suivant la force du malade, en ayant soin de bien secouer la bouteille avant d'administrer le liquide médicamenteux.

Si *Ipecacuanha* échouait, il faut, le troisième jour, recourir à *phosphori acidum,* dix globules de la même puissance qu'*Ipecacuanha,* ils seront dissouts et pris comme ce médicament ; la meilleure boisson est l'eau gommée albumineuse, trente grammes de gomme et un blanc d'œuf pour un litre d'eau.

Choléra-Morbus.

Si après les prodrômes ci-dessus indiqués, les symptômes s'aggravaient, et qu'il survienne :

Froid général, chute complète des forces, refroidissement de la langue, sueur froide, soif ardente, visage terreux, yeux caves, suppression des urines, pyrosis (brûlure à l'estomac), violente agitation nausée.

Il faut administrer à l'instant deux ou trois gouttes d'*esprit de camphre* dans une petite cuillerée d'eau froide et répéter cette dose toutes les cinq minutes.

Ces doses devront être d'autant plus éloignées que le malade se trouvera mieux.

On doit aussi frictionner avec de *l'esprit de camphre* et à plusieurs reprises, l'estomac et le ventre du cholérique ; je me suis toujours bien trouvé de cette pratique.

L'esprit de camphre a été indiqué par Hahnemann, il m'a rarement fait défaut même quand il y avait vomissements et diarrhée.

Cependant s'il ne suffisait pas, il ne faudrait point se décourager, l'homœopathie a encore des armes bien puissantes.

Si donc malgré *l'esprit de camphre* la cyanose augmentait, si le nez, la langue, l'haleine devenaient froids, si les yeux s'excavaient encore, si l'aphonie devenait complète, les crampes plus violentes, l'altération du visage plus profonde, les vomissements ou la diarrhée plus fréquents ; il faut avoir recours à *veratrum album* que l'on alternera avec *cuprum metallicum* : chacun de ces médicaments à la sixième puissance, dix globules que l'on fait dissoudre dans deux bouteilles différentes et étiquetées, avec huit grandes cuillerées d'eau : on donnera par cuillerée tantôt *veratrum*, tantôt *cuprum*, tous les quarts d'heures, toutes les dix ou cinq minutes, suivant l'intensité de la maladie.

Si ces terribles symptômes s'aggravaient encore dans les phénomènes ataxiques, si le pouls déjà filiforme s'éteignait, si le malade n'avait plus conscience de lui-même, s'il tombait dans une torpeur telle que le liquide introduit dans la bouche s'échappe par les commissures labiales.

Il faut alors donner *métallum album* (acide arsénieux) dix globules sixième puissance, dans huit grandes cuillerées d'eau, que l'on administrera par grande cuillerée toutes les cinq minutes. Si *arsénic* échoue, donner *carbo-vegetabilis* dans les mêmes proportions et à la même dose.

L'eau froide rendue alcaline par une petite quantité d'alcali volatil, peut et doit aussi être utilisée pour solliciter une réaction, comme j'ai eu occasion de l'observer sur quelques cholériques que j'ai fait envelopper dans un drap mouillé avec de l'eau froide légèrement ammonicale pendant dix minutes et réchauffer ensuite dans des couvertures maintenues chaudes par des briques.

L'eau froide simple a un véritable succès dans les fièvres typhoïdes, elle remplace les cataplasmes émolliens, mais seulement quand la période enflammatoire aigue est passée. Je fais appliquer sur le ventre du malade et toujours à son grand soulagement, des compresses de flanelle mouillées avec de l'eau froide (température de la chambre), et recouvrir ces compresses avec un taffetas ciré, je les laisse jusqu'à peu près dessication ; la flanelle prend alors l'odeur *sui generis* de la fièvre.

En général les cholériques souffrent affreusement de la soif, il n'y a pas d'inconvénient de leur laisser boire souvent de l'eau fraiche mais peu à la fois, ils peuvent même avaler de temps en temps des petits morceaux de glace.

Tous les médicaments dont il est question dans cette instruction doivent être préparés d'après la loi indiquée par Hahnemann.

Cette instruction étant toute populaire, j'ai dû la faire courte et précise, et appliquer les médicaments de la manière la plus simple; pour la facilité des personnes éloignées des pharmaciens homœopathiques.

Il est bien entendu que le succès dépend de la promptitude des secours et que, quelque confiant qu'on soit dans son éducation homœopathique, il faut toujours appeler un médecin éclairé.

Les médicaments préservatifs sont:

Veratrum album.

Cuivre jaune en plaque sur l'estomac.

Contre la cholérine :

Ipecacuanha.

Phosphori acidum.

Contre a peu près toutes les périodes du choléra :

Esprit de camphre.

Veratrum album.

Cuprum metallicum.

Metallum album.

Carbo vegetabilis.

On trouve dans les pharmacies homœopathiques, des boites toutes préparées contenant ces différents médicaments ; je recommande aux personnes qui en ont, ou qui veulent s'en procurer, de tenir leur petite pharmacie dans un endroit frais et éloigné de toute odeur, dans ces conditions, et avec des flacons bien bouchés, les médicaments homœopathiques gardent indéfiniment leur propriété thérapeutique.

J'ai des médicaments du maitre qui datent au moins de quarante années, et dont la puissance est aussi parfaite que s'ils venaient d'être préparés, n'en déplaise, à certains membres de l'ollopathie, qui se font fort d'avaler toute la pharmacie d'un médecin homœopathe.

Tout homme sérieux, cesserait ses plaisanteries devant une expérience consciencieusement acquise, et voudrait expérimenter.

Celui qui, comme nous aurait eu l'honneur et le bonheur de préparer des médicaments homœopathiques sous les yeux de Hahnemann, après en avoir senti les effets distincts, renoncerait à ces fades plaisanteries ; mais il est bien plus commode de rire de ce que l'on ne sait ni ne comprend, que de se soumettre courageusement et volontairement à l'épreuve, dans les conditions où elle puisse réussir. Ce qui ne consiste certes pas à avaler tous les médicamens contenus dans une pharmacie homœopathique, la boîte avec, si la bouche et l'estomac le permettaient, mais de prendre tous les jours une petite dose d'un de ces médicaments, et tôt ou tard, les effets se font sentir dans l'organisme le plus sain, et le plus vigoureux.

Ces mêmes effets se font sentir immédiatement, quand le médicament est appliqué d'après la loi de similitude, sur un organisme malade.

Au reste toute plaisanterie tombe devant les faits, et la propagation incessante de la doctrine de Hahnemann, dans toutes les parties du monde, est bien de nature, à faire sérieusement réfléchir.

Les pharmaciens, s'étaient ligués contre Hahnemann, la vérité de ses principes a vaincu les pharmaciens.

Les médecins de la vieille école, se liguent contre la doctrine homœopathique qui leur enlève leur clientèle, parce que le malade va où il sait être guéri ; la vérité de la doctrine vaincra les médecins de la vieille école, la preuve se trouve dans ses progrès en Allemagne, en Amérique, en Angleterre, en France, en Italie etc.

Partout, on trouve bon nombre de pharmacies spéciales, partout, les médecins homœopathes ont une nombreuse clientèle, dans toutes les classes de la société.

Les médicaments vendus dans les officines homœopathiques, ne peuvent être considérés comme médicaments secrets, ils sont les mêmes, que ceux des officines allopathiques, et leur préparation est publiée dans un grand nombre d'ouvrages ; voir la pharmacopée de Jahr, le Codex de Weber, etc.

Docteur LE THIÈRE.

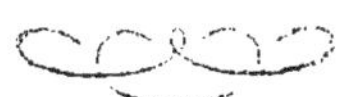

Paris.—Imprimerie Dubois et Vert, rue St-Denis. 376